MBIYA LUMBALA

O ponto de vista de um gestor do serviço de saúde pública :

MBIYA LUMBALA

O ponto de vista de um gestor do serviço de saúde pública :

O papel vital desempenhado pelas vacinas contra a COVID-19

ScienciaScripts

Imprint

Cover image: www.ingimage.com

This book is a translation from the original published under ISBN 978-620-6-71239-8.

Publisher:
Sciencia Scripts
is a trademark of
Dodo Books Indian Ocean Ltd. and OmniScriptum S.R.L publishing group

120 High Road, East Finchley, London, N2 9ED, United Kingdom
Str. Armeneasca 28/1, office 1, Chisinau MD-2012, Republic of Moldova, Europe
Printed at: see last page
ISBN: 978-620-8-13777-9

EPIGRÁFICO

"O medo é o primeiro inimigo do progresso"

NSAMAN-O-L UTU Oscar (Phd)

INTRODUÇÃO

O ano de 2019 ficará para sempre gravado na história da humanidade como o ano em que se registou uma catástrofe que mergulhou o mundo inteiro no luto. Foi em dezembro de 2019 que o mundo tomou conhecimento do nascimento de uma epidemia que teve origem na China e se espalhou como um relâmpago por todo o globo. Da China, a epidemia chegou à Europa Ocidental, depois ao continente americano e a África não foi poupada.

Considerado o epicentro da epidemia, os investigadores chineses serão destacados para combater esta epidemia, que se está a propagar exponencialmente. Os investigadores ocidentais não serão mantidos à rédea curta. O número de mortos é da ordem dos milhares. A urgência imposta pela pandemia exige soluções de emergência.

Em 2020, as primeiras vacinas foram desenvolvidas a título experimental. Enquanto outras partes do mundo se apressam a vacinar, em África, em geral, e na República Democrática do Congo, em particular, a desconfiança em relação à vacina está a aumentar. A comunicação governamental não teve em conta uma série de factores que levaram à desconfiança entre a população de Kinshasa. Estes incluem mensagens provenientes das redes sociais e erros de vacinação, que estão a contribuir para o desânimo da população local, criando desconfiança e não aceitação da vacina.

Perante esta situação sem precedentes, considerámos que era possível inverter a tendência, criando as condições necessárias para que a vacinação contra a Covid-19 fosse aceite pelo público. Para o efeito, seria útil identificar os principais líderes de opinião e as pessoas com recursos, e envolver os jovens numa ampla campanha de sensibilização.

1. **Estado da questão**

Segundo Matthieu TSHUNGU BAMESA, o estabelecimento do estado da questão exige um conhecimento geral do assunto através da literatura. [5]A formulação adequada de hipóteses e a escolha criteriosa de métodos .

O estado da questão num estudo científico não é apenas uma lista de estudos anteriores, mas também uma análise crítica dos mesmos. O objetivo é identificar as semelhanças e similaridades com as análises actuais em análise. Esta análise crítica permite-nos também, enquanto investigadores, identificar a originalidade dos nossos resultados, que alcançámos graças a determinados métodos e técnicas que utilizámos para os obter.

Estes novos resultados podem, assim, permitir uma avaliação objetiva das insuficiências das etapas anteriores, tendo em vista o seu desenvolvimento no presente e no futuro. [6]De forma mais clara, a análise crítica ajuda a demonstrar a oportunidade de novos desenvolvimentos ou de novas conclusões.

Ninguém pode pretender contribuir para o desenvolvimento do conhecimento científico num determinado domínio sem efetuar uma revisão da literatura. Este exercício intelectual permite-nos mostrar a

---

[5] MBIYA LUMBALA,E. :Gestão pública para a eficácia dos serviços públicos do Estado na cidade província de Kinshasa de 2006-2019,Mémoire de DEA, Fac. Management et Sciences économiques. CEPROMAD,2018

[6] TSHUNGU BAMESA, M., *Du travail scientifique à ¡'Université,* ed. África, Lubumbashi, 2017, p.16.

particularidade do nosso estudo em relação a um certo número de trabalhos anteriores que abordaram mais ou menos o mesmo tema. É visitar estudos anteriores e propor novas pistas de solução para os problemas que envolvem o homem na sociedade.

Em segundo lugar, a investigação não pode ser organizada a partir do zero; só pode ser empreendida através de uma avaliação crítica dos conhecimentos prévios. Estes podem aparecer ao investigador sob diversas formas: acontecimentos ou dados concretos, mas também ideias, conceitos, explicações ou interpretações direta ou indiretamente relacionadas com o seu estudo. Esta abordagem crítica é fundamental, é uma condição prévia da investigação e determina as diferentes etapas.

Além disso, entre os estudos anteriores que se debruçaram sobre o mesmo tema, alguns autores tiveram em conta os dados conhecidos sobre a vacina contra a COVID-19, a integração da gestão estratégica e operacional como uma ferramenta relevante de planeamento da imunização em relação às experiências de campanhas de imunização semelhantes.

1.1. Em comparação com as vacinas contra a COVID 19

Uma meta-análise da potencial aceitabilidade da vacina contra a COVID-19 concluiu que 71,5% das pessoas em todo o mundo estariam muito ou razoavelmente dispostas a tomar a vacina contra a COVID-19. No entanto, a taxa de aceitação varia consideravelmente de um país para outro.

As taxas de aceitação mais elevadas do mundo foram observadas no Equador (97,0%), na Malásia (94,3%) e na Indonésia (93,3%). As taxas de aceitação mais baixas para a vacina contra a COVID-19 foram observadas no Kuwait (23,6%) e na Jordânia (28,4%).

Em África, um estudo realizado no Uganda revelou uma taxa de aceitação da vacina contra a COVID-19 de 53%, e na Nigéria a taxa foi de 51,1%. Na RDC, a vacinação começou em 19 de abril de 2021 e, até à data, já foram vacinadas 15 404 pessoas em Kinshasa. As actividades de vacinação são lentas em Kinshasa e em todo o país. Os programas de vacinação só são bem sucedidos quando as taxas de aceitação e cobertura são elevadas.

Para tal, é essencial compreender o nível de aceitação da vacina contra a COVID-19 na RDC e os factores associados à sua rejeição, particularmente em Kinshasa, que é a província mais afetada por esta pandemia, representando mais de 70% dos casos a nível nacional. Para atingir a imunidade de grupo, com um R0 de 3, é necessário vacinar um mínimo de 67% da população de Kinshasa. A Escola de Saúde Pública de Kinshasa avaliou os conhecimentos, as atitudes e as práticas da população em quatro comunas da cidade de Kinshasa em 2020. Seria importante conhecer a aceitabilidade da vacina contra a covid-19 na comunidade, os factores associados à resistência à vacina contra a covid-19 e avaliar em que medida a gestão estratégica e operacional foi tida em conta nas medidas de luta contra a covid-19, a fim de retificar a situação na cidade provincial.

1.2. Em relação aos erros de vacinação

De acordo com o relatório do Vaccine Adverse Reporting System (VAERS) publicado nos Estados Unidos para o período de 2000 a 2013, de um total de 311.185 casos de MAPI, 20.585 ou 7% estavam ligados a erros de vacinação. Destes erros de vacinação, 5 504, ou 25%, tiveram um efeito adverso para a saúde, em comparação com 15 381, ou 75%, que não tiveram. De acordo com o mesmo relatório, a DPI grave foi responsável por 407, ou seja, 8%.

2. Relativamente à vacinação em geral

[7]A aplicação de políticas de injeção seguras e práticas no Programa Alargado de Imunização (PAV) e em numerosas Actividades Complementares de Imunização (AIS) nas duas últimas décadas pode também ter contribuído para a redução global da taxa de erro do programa( ).

Foram utilizadas cinco perguntas para medir a perceção do risco de contrair a COVID 19: o risco de contrair a doença; o medo de contrair a doença; a perceção da curabilidade da doença e da eficácia das medidas de prevenção; e a aceitabilidade das medidas de prevenção pela comunidade.

---

[3] [7] Relatório de síntese do inquérito dos peritos independentes sobre os casos de MAPI no distrito de Gouro após a campanha de vacinação MenAfriVac de 11 a 15 de dezembro de 2015

Relativamente às atitudes, foram colocadas duas questões para medir o nível de estigmatização contra a COVID 19. Foi calculada uma pontuação total.

3. **Práticas de prevenção e desafios encontrados na aplicação destas medidas de prevenção**

As práticas preventivas contra a COVID 19 foram medidas através da auto-declaração dos inquiridos. Os itens foram retirados de um inquérito semelhante realizado no Irão (13) e das medidas de barreira recomendadas pela OMS e pelo Ministério da Saúde da RDC. Foram procurados os seguintes itens: restrição de movimentos (cinco perguntas); práticas de prevenção durante a tosse (uma pergunta); distanciamento social (uma pergunta); higiene das mãos (uma pergunta); utilização de uma máscara social (uma pergunta); evitar tocar no rosto com as mãos não lavadas (uma pergunta); evitar acenar com as mãos ou beijar (uma pergunta); discussão da prevenção da COVID 19 com a família ou amigos (uma pergunta).

4. **Aceitabilidade da vacina**

Perguntámos aos participantes se estariam dispostos a receber uma vacina para se protegerem contra o coronavírus, caso fosse disponibilizada uma vacina no país. Esta variável foi recolhida numa escala nominal (qualitativa binária) codificada com 0 se o participante manifestasse vontade de ser vacinado e 1 em caso de recusa.

5. **Motivo da não aceitação da vacina**

Para os participantes que não tinham manifestado o desejo de receber a vacina, foram feitas perguntas adicionais para compreender os motivos dessa recusa.

Organização Mundial da Saúde. Imunização, vacinas e biológicos La Corona Virus Disease 19 (COVID-19) que acredita que a COVID-19 é uma pandemia que começou em 31 de dezembro de 2019 na China, na cidade de Wuhan.[8]

Eduard B, Batson A. [9]Usando acredita que em África, num estudo realizado no Uganda, foi observada uma taxa de aceitação da vacina contra a COVID-19 de 53%.

[10]A OMS e a UNICEF consideram que a atual pandemia de COVID-19 teve graves repercussões na saúde, na segurança e na economia do continente, e a RDC não foi poupada.

2. Questões

O objeto de qualquer trabalho científico é certamente um problema que se coloca fundamentalmente em termos das realidades sociais dadas e

[8] Organização Mundial de Saúde. Imunização, vacinas e biológicos. Genebra, consultado em 16 de junho de 2015

[9] Eduard B, Batson A. Using immunization coverage rates for monitoring health sector performance: Measurement and interpretation issues. Rede de desenvolvimento humano, Banco Mundial; Washington, 2004.

[10] OMS, UNICEF, Global Immunization: Strategic Vision 2006-2015, Genebra, 2006, p. 82.

que exige a formulação de soluções adequadas. O problema torna-se assim "um conjunto de questões que o investigador coloca a si próprio sobre o seu objeto de investigação. Em suma, é a grande preocupação do autor. A problemática é a materialização da preocupação de um investigador, expressa nas questões que coloca sobre o seu objeto de investigação.

Apesar da gravidade da pandemia e da disponibilidade da vacina, a população congolesa em geral e a de Kinshasa em particular recusaram-se a ser vacinadas. A vacinação foi um dos grandes êxitos da saúde pública. [11]Salvou a vida de milhões de crianças e deu a milhões de outras a perspetiva de uma vida mais longa e com melhor saúde, bem como melhores oportunidades de aprender, ler e escrever, brincar e movimentar-se livremente sem sofrimento.

No entanto, as doenças preveníveis por vacinação continuam a ser uma das principais causas de morbilidade e mortalidade em todo o mundo. Existem atualmente vacinas contra mais de 25 doenças infecciosas e o número de vacinas está a aumentar constantemente, como é o caso das vacinas contra a COVID 19.

No entanto, apesar do seu efeito protetor, a resistência à vacinação continua a ganhar terreno. As vacinas podem causar, direta ou

[11] (7)Nelson Mandela
2002, presidente - Conselho do Fundo de Vacinas

indiretamente, eventos adversos, cuja ocorrência deve ser monitorizada e gerida para promover a utilização dos serviços de saúde e gerir a resistência. Espera-se que a administração de uma vacina pré-qualificada pela OMS numa base de rotina ou de campanha não gere DPI graves para além dos limiares aceitáveis (< 1 a 3/1000000). Destaques da DPI grave

A necessidade de hospitalização ou ;

- A necessidade de hospitalização prolongada ou ;
- Com risco de vida ou ;
- Morte ou ;
- Deficiência persistente ou ;
- O efeito sobre o produto de conceção.

O oposto de "grave" é "não grave". Esta categoria inclui febre ligeira (< ou = 38°C), dor de cabeça, problemas digestivos, dor e vermelhidão no local da injeção.

A administração de uma nova vacina, como a contra a COVID-19, por profissionais de saúde insuficientemente treinados para o efeito, menos atentos às condições de armazenamento, transporte e manuseamento, e sem supervisão ou com supervisão inadequada, é propícia a uma DIP evitável nos doentes vacinados. É esta perceção no seu conjunto que acentua o medo das vacinas.

Os MIP causam frequentemente grande preocupação nas

comunidades em causa, que acabam por abandonar os serviços de vacinação, e muitas vezes o pessoal que supostamente está por detrás destes MIP foge dos serviços ou é levado a tribunal. Os pais, os encarregados de educação ou as próprias vítimas, que à partida se encontram aparentemente de boa saúde, têm dificuldade em compreender por que razão devem sofrer, com razão ou sem ela, os efeitos adversos das vacinas pelo facto de terem aceite uma vacina cujas garantias de segurança, eficácia e tolerância foram amplamente divulgadas.

Na era atual, não é segredo que a vacinação continua a ser uma solução para a crise sanitária da COVID-19, que constitui um importante problema de saúde pública colectiva. Isto leva-nos ao seguinte problema de investigação:

Que factores explicam a recusa da população à vacina contra a Covid-19 na cidade provincial de Kinshasa?

3. Pressupostos

Com base na questão de investigação acima colocada, as hipóteses são as seguintes

- a ausência de uma gestão estratégica e operacional não favorece a realização de actividades relacionadas com a prevenção;
- a resistência da população à vacinação está diretamente relacionada com a ocorrência de DII;

- a marginalização dos líderes comunitários a vários níveis acentuou a rejeição das vacinas por parte da população;

* As redes sociais tiveram um grande impacto nos canais oficiais de sensibilização do público para as vacinas

3.1. Objectivos

São atribuídas duas categorias de objectivos a este trabalho, nomeadamente gerais e específicos.

3.2 **Objetivo geral**

O objetivo é contribuir para a luta contra a COVID 19, com vista a pôr termo à pandemia.

3.3 **Objectivos específicos**

Os objectivos específicos são apresentados a seguir:

> Determinar a frequência com que as pessoas recusam vacinas em função do meio socioeconómico ;

> Identificar os factores associados a esta resistência na cidade provincial de Kinshasa;

> Avaliar em que medida a gestão estratégica e operacional é tida em conta nas medidas de combate à COVID 19 ;

> Formular sugestões a diferentes níveis para retificar a situação;

A baixa adesão à vacinação contra a Covid-19 por parte da população da cidade e da província de Kinshasa deve-se à resistência da população à vacinação em resultado do medo dos acontecimentos adversos pós-vacinação (MAPI) amplamente divulgados nas redes sociais.

- As autoridades do país não foram vacinadas, os profissionais de saúde que deveriam dar o exemplo recusaram-se a ser vacinados, e assim por diante.
- O fracasso da campanha levou a que o planeamento fosse efectuado através do RIA, o que levou ao desenvolvimento do PNDV.
- Eis alguns dos desafios que foram abordados durante uma revisão intra-ação organizada pelo Ministério da Saúde Pública em agosto de 2021:
- Resposta tardia à informação pouco convincente sobre a vacinação;
- Fraca mobilização das APAs e dos influenciadores a todos os níveis a favor da vacinação contra a COVID-19;
- Fraca implementação da comunicação interpessoal e da mobilização local (CODESA, CAC/ReCo);
- Fraco apoio do nível provincial ao nível central (supervisão das actividades de comunicação pelo nível central);

4. Anúncio da abordagem metodológica

A "metodologia" pode ser explicada como um ramo da epistemologia que estuda os métodos e as técnicas de investigação. A elaboração de qualquer trabalho científico envolve inevitavelmente uma perspetiva metodológica, suscetível de servir de instrumento heurístico de interrogação da realidade. [12]Este estudo não é exceção a esta exigência científica". O segundo capítulo é consagrado à abordagem metodológica.

5. Escolha e interesse do sujeito

Esta dissertação foi concebida para a obtenção do Diplôme d'Etude Approfondi en Management et Sciences Economiques, Orientation Management des Santés Publiques na Universidade do CEPROMAD. A sua escolha foi ditada por considerações profissionais. Tendo em conta a atualidade deste tema, que permanece no centro da reflexão institucional e académica sobre a resistência à vacinação contra a COVID-19 e a falta de integração da gestão como estratégia no sistema de saúde pública na cidade de Kinshasa.

Pela sua originalidade e interesse, integrámos nesta análise uma abordagem de gestão estratégica e operacional do sistema de saúde pública capaz de combater esta resistência à vacinação na zona em estudo. O objetivo é obter uma perspetiva de gestão. Isto leva-nos à seguinte questão

---

[12] GRAWITZ M e PINTO R.,

de investigação:

- Porque é que a população da cidade provincial de Kinshasa está a recusar a vacina contra a Covid-19?

6. Delimitação do trabalho

A complexidade dos fenómenos sociais exige que qualquer trabalho científico seja delimitado no tempo e no espaço. A delimitação do trabalho é, simultaneamente, um requisito indispensável e uma garantia da circunscrição necessária à sua correta compreensão. Este trabalho não é exceção a esta exigência.

Em termos de tempo, o presente estudo abrange o período de março de 2020 a junho de 2021. Esta delimitação não é acidental. O primeiro limite marca o início da pandemia de Covid-19 na República Democrática do Congo em geral, e em Kinshasa em particular, com a deteção do primeiro caso. O segundo limite coincide com a mobilização da equipa de resposta, que está determinada a reduzir a pandemia e a sensibilizar o público para a importância da vacinação.

7. O trabalho dos nossos parceiros

Para além da introdução geral e da conclusão, este trabalho está dividido em três capítulos. O primeiro capítulo é composto por duas secções: a primeira apresenta o quadro concetual. A segunda apresenta o quadro teórico. A primeira secção destaca os conceitos de resistência, vacinação, Covid-19, gestão estratégica e operacional e sistema de saúde. A segunda secção aborda o quadro teórico do trabalho baseado na Comunicação para a Mudança Social.

O segundo capítulo apresenta a abordagem metodológica do trabalho. O terceiro capítulo apresenta, analisa, interpreta e discute os resultados. O objetivo é explicar os factores que explicam a resistência à vacinação contra a Covid 19. Este capítulo sugere a integração da gestão estratégica e operacional no sistema de saúde para reduzir a resistência à vacinação contra a pandemia da COVID-19.

CAPÍTULO I: CONSIDERAÇÕES TEÓRICAS GERAIS

A primeira secção examina os principais conceitos utilizados neste trabalho. São eles os conceitos de Covid-19, gestão estratégica e operacional, resistência, sistema de saúde e imunização. A segunda secção apresenta o quadro teórico deste trabalho, que se baseia na teoria da comunicação da mudança de comportamento.

Secção I. Quadro concetual

1.1. Covid-19

O objetivo é traçar a evolução da pandemia e das suas sucessivas vagas.

1.1.1. Evolução da pandemia

A doença do coronavírus 19 (COVID-19) é uma pandemia que começou em 31 de dezembro de 2019 na China, na cidade de Wuhan, província de Hubei. [13]Foi declarada uma emergência de saúde pública de âmbito internacional pela Organização Mundial de Saúde (OMS) . Até domingo, 13 de junho de 2021, o vírus da covid-19 afectou 175 488 504 (+36 228) casos confirmados e causou um total de 3 784 087 (+762) mortes em todo o mundo. Em África, registaram-se mais de 2.999.152 casos confirmados e mais de 76.113 mortes. O peso da COVID-19 continua a

[13] OMS, UNICEF. Imunização Global: Visão Estratégica 2006 - 2015. Genebra. 2006; p. 82.

aumentar, especialmente na Europa e nas Américas. [14]Até 13 de junho de 2021, a República Democrática do Congo (RDC) registou 35 668 casos confirmados, dos quais 25 559 em Kinshasa, e 846 mortes.

A atual pandemia de COVID-19 teve graves repercussões na saúde, na segurança e na economia em todo o continente, e a RDC não foi poupada.

Em abril de 2020, o FMI (Fundo Monetário Internacional) reviu as suas previsões de crescimento económico global para 2020, projectando uma contração de 3% da economia mundial. Esta recessão é muito mais grave do que a crise financeira de 2008-2009.

I.1.2. Tratamento da pandemia

[15]Num relatório da OMS , considera que, até à data, não existe um tratamento específico para a COVID-19, o que faz com que as medidas preventivas como o uso de máscaras, a lavagem das mãos e o distanciamento social sejam uma das principais opções para travar a pandemia. No entanto, estas medidas têm um impacto considerável no bem-estar psicossocial da população. No início de novembro de 2020, foram anunciados os primeiros resultados dos grandes ensaios de vacinas de fase 3 contra a COVID-19. Mais de 30 vacinas candidatas foram ou estão

[14] OMS AFRO. Diretrizes para a avaliação das Actividades Suplementares de Imunização contra o Sarampo, revistas em janeiro de 2006.

[15] OMS, op. cit,

atualmente a ser avaliadas em ensaios clínicos avançados. [16]Foram comunicados dados de segurança e eficácia de até 95%.

Muitos países em todo o mundo começaram a vacinar as suas populações com vacinas que se revelaram eficazes e muitos outros estão a preparar-se para o fazer. Uma vacina é uma terapia que consiste em estimular o sistema imunitário de um indivíduo de modo a obter uma resposta específica do organismo contra um determinado antigénio, seja ele viral, bacteriano, celular ou mesmo molecular. Uma vacina eficaz contra o coronavírus ajudará a salvar vidas e a garantir um regresso gradual à vida "normal" à escala mundial. Uma vacinação óptima da população poderia reduzir rápida e eficazmente o peso da pandemia.

Uma meta-análise da potencial aceitabilidade da vacina contra a COVID-19 concluiu que 71,5% das pessoas em todo o mundo estariam muito ou razoavelmente dispostas a tomar a vacina contra a COVID-19. No entanto, a taxa de aceitação varia consideravelmente de um país para outro. As taxas de aceitação mais elevadas do mundo foram observadas no Equador (97,0%), na Malásia (94,3%) e na Indonésia (93,3%). E as taxas de aceitação mais baixas para a vacina contra a COVID-19 foram observadas no Kuwait (23,6%) e na Jordânia (28,4%).

Em África, um estudo realizado no Uganda revelou uma taxa de aceitação

[16] Organização Mundial de Saúde. Comité Consultivo Mundial para a Segurança das Vacinas, 9-10 de junho de 2005. Registo Epidemiológico Semanal, 2005, 80:242-247.

da vacina contra a COVID-19 de 53%, enquanto na Nigéria a taxa foi de 51,1%.

A vacinação na RDC começou em 19 de abril de 2021 e, até à data, já foram vacinadas 15 404 pessoas em Kinshasa. As actividades de vacinação são lentas na cidade de Kinshasa e em todo o país em geral. Os programas de vacinação só são bem sucedidos quando as taxas de aceitação e cobertura são elevadas. Para tal, é essencial compreender o nível de aceitação da vacina contra a COVID-19 na RDC, bem como os factores associados à sua rejeição, particularmente em Kinshasa, que é a província mais afetada por esta pandemia, representando mais de 70% dos casos a nível nacional. [17]Para atingir a imunidade de grupo, é necessário vacinar um mínimo de 67% da população de Kinshasa.

I.1.3. Diferentes vagas da pandemia

Após a primeira e a segunda vagas da pandemia, o país enfrenta, desde maio de 2021, uma terceira vaga da pandemia de COVID-19, cuja epidemiologia está a evoluir rapidamente em todo o mundo e é acompanhada pelo aparecimento de novas variantes. Em 11 de julho de 2021, a RDC era o 17.º país mais afetado da região OMS-AFRO, com um total de 44 333 casos confirmados, e o 18.º país com mais mortes (984), com uma taxa de letalidade de 2,2%. No total, 25 (96,2%) das 26 províncias

---

OMS, UNICEF. COVID-19: visão estratégica 2006 - 2015. Genebra. 2006; p. 82.

do país estão afectadas. Em termos acumulados desde o início da epidemia, a província de Kinshasa é o epicentro da COVID-19 (71,5%), seguida das províncias de Nord-Kivu (8,2%), Kongo central (5,6%), Haut Katanga (5,2%), Lualaba (2,6%) e Sud-Kivu (2,2%).

Para fazer face a esta pandemia, para além das outras medidas de controlo em vigor, a comunidade mundial está a trabalhar no sentido de desenvolver novas vacinas e de as disponibilizar. É neste quadro que foi criada a iniciativa COVAX, com o objetivo de garantir um acesso equitativo às vacinas para todos os países. É neste quadro que o país tem sido abastecido com vacinas (1 766 000 doses de AZD1222) desde 02 de março de 2021.

Desde 19 de abril de 2021, a RDC tem vindo a introduzir gradualmente a vacina contra a COVID-19 nas 6 províncias mais afectadas, começando na cidade provincial de Kinshasa. A extensão desta vacinação foi alargada a outras províncias do país, tendo em conta a evolução epidemiológica da pandemia e o nível de preparação em cada província. A implantação desta vacinação contra a Covid-19 foi marcada pela lentidão e pela fraca adesão das populações beneficiárias, o que levou à reafectação da maior parte das doses de vacina a outros países para evitar que expirassem.

Entretanto, o país lançou-se na luta sem um processo de gestão estratégica e operacional. èreFoi a resistência da população no final da 1 campanha de vacinação que levou as autoridades do Ministério da Saúde Pública, Prevenção e Higiene, a vários níveis e com o apoio dos parceiros, a planear a implementação do Plano Nacional de Vacinação e Imunização, com o envolvimento da população através das várias entidades comunitárias.

I.2. Gestão estratégica e operacional

I.2.1. Gestão

O termo "gestão" é muito utilizado hoje em dia, mas nem sempre de forma coerente, uma vez que o conceito é frequentemente muito aproximado na prática quotidiana.

Segundo Oscar NSAMAN-O-LUNTU, a gestão integra-se no seu paradigma de "um elefante rodeado por vinte cegos "[14]. Por outras palavras, cada cego (o elefante) definirá a gestão em função da parte afetada.[18] [19] [20] [21]

Segundo Henry Mintzeberg, a gestão é "um processo pelo qual aqueles que têm responsabilidade formal por toda ou parte de uma organização tentam dirigi-la ou, pelo menos, orientá-la nas suas actividades "[16].

Para KOOTZ e O'donnell, a gestão está "longe de ter um significado normalizado, embora seja geralmente aceite que a palavra se refere à

(14) Oscar NSAMAN-O-LUTU e Godé ATSHWEL, *Comprendre le management, Principes, Outils, Cultures et Contingence,* Kinshasa, Ed. CAPM, 2007.
(15) MORSON, M.A., *Dictionnaire du Management stratégique,* Paris, Ed. Belin sup, 2000, RPS-8.
19
20
21

execução de tarefas por pessoas "[17].

Outros autores, como Peter Drucker, consideram que a gestão é "essencialmente uma forma de governação empresarial em que os processos de transformação em que a empresa comunica com o seu mercado são estreitamente coordenados e regulares ao nível da liderança e da gestão. Transformam a informação em ação e asseguram a disponibilidade de recursos "[18].

Consideramos que a gestão é a combinação de quatro eixos: Cultura, Contingência, Princípio e Ferramentas. Por fim, a gestão significa um processo racional de tomada de decisão que evita que as consequências dessa decisão sejam transmitidas aos decisores.

I.2.2. Gestão estratégica

a. Definição

A gestão estratégica diz respeito ao médio e longo prazo (> 2 anos) e é da responsabilidade exclusiva da direção geral. A direção deve ter uma visão para assegurar o futuro da organização. A direção define a orientação e os objectivos da organização e a estrutura mais adequada para a mesma. Os quadros superiores definem os objectivos e escolhem os meios para os atingir, tendo em conta os diferentes condicionalismos da organização.

b. Decisões estratégicas

Uma decisão estratégica compromete a organização a longo prazo. Este tipo de decisão pode ou não garantir o futuro da organização. É uma decisão única que não pode ser revertida e não pode ser programada porque é imprevisível e complexa. A direção geral toma este tipo de decisões, mas as consequências destas decisões afectam todos os membros da organização.

Em última análise, acreditamos com NSAMAN que a gestão estratégica no contexto do nosso tema não é outra coisa senão as diferentes visões ou programas da OMS ou das autoridades políticas que tiveram de se agarrar para conseguir que a vacina contra a Covid-19 fosse aceite.

I.2.3. Gestão operacional

a. Definição

- A gestão operacional tem duas funções principais: Mobilizar e afetar recursos para atingir os objectivos definidos pela gestão estratégica;
- Coordenar as acções dos diferentes membros da organização.

A gestão operacional actua em três domínios: organizacional, técnico e humano.

b. Decisões operacionais

O horizonte temporal das decisões operacionais é o curto prazo. Este tipo de decisão não implica, a priori, qualquer risco para a sobrevivência da organização. Trata-se de uma decisão frequente, pouco complexa e, por conseguinte, programável. Uma decisão operacional pode ser tomada por todo o pessoal da organização, mesmo que a gestão operacional seja frequentemente confiada ao pessoal de direção.

3. Relevância da separação estratégica/operacional

a. Conceito tayloriano de separação

Com a organização científica do trabalho, F. W. Taylor procurou racionalizar o trabalho, separando a conceção da execução.

Para ele, a gestão estratégica é o cérebro da organização e a gestão operacional são os braços da organização. Esta visão foi posta em causa pelas organizações modernas.

b. Questionar a separação

A gestão estratégica define o rumo da gestão operacional. Os gestores operacionais devem adaptar-se às decisões estratégicas, mas nem sempre dispõem das competências necessárias para as aplicar eficazmente. Este condicionalismo de competências é muitas vezes secundarizado por condicionalismos financeiros, tecnológicos e comerciais. A distinção entre gestão estratégica e gestão operacional nem sempre é clara.

Tomemos o exemplo dos prisioneiros que fogem de uma prisão. Este incidente enquadra-se no âmbito operacional, com a falta de vigilância dos guardas prisionais, ou no âmbito estratégico, com uma prisão sem segurança devido à falta de financiamento? A conceção contemporânea da organização esbate a separação entre o estratégico e o operacional.

O essencial

A gestão estratégica orienta a organização a longo prazo para garantir o seu futuro.

A gestão operacional desenvolve um plano de ação a curto prazo para atingir os objectivos definidos pela gestão estratégica.

[22]A conceção contemporânea da organização esbate a separação entre o estratégico e o operacional.

	Decisões estratégicas	Decisões operacionais
Nível hierárquico em que a decisão é tomada	Gestão geral	Pessoal de gestão
Horizonte temporal	Longo prazo (> 2 anos)	Curto prazo (< 2 anos)
Grau de repetição	Decisão única não programável porque não	Decisões frequentes e sem complicações

[22] NSAMAN-O-LUTU opcit

	previsível e complexo	programável

Quadro 1: Elementos de gestão estratégica e operacional Fonte

Em última análise, consideramos que a gestão estratégica não é mais do que a aplicação da visão ou dos programas adoptados pela autoridade.

1.1.3. Resistência

[e]Para LE VILAIN, o conceito de *resistência só aparece na literatura no* final do século XIII, significando "a qualidade pela qual um corpo resiste à ação de outro corpo "[20].

A resistência é a "força que se opõe ou anula o efeito de uma outra força" (21). Daí que *a resistência eléctrica de* 1883 seja a "relação entre a potência perdida num circuito sob a forma de calor ou de radiação e o quadrado da intensidade da corrente de condução instantânea". Condutor concebido para libertar uma determinada potência térmica "qualidade do que resiste, carácter resistente "[22]. ORESME pensa que, numa refeição, *pièce de* **résistance**, pièce considérable, où il y a beaucoup à manger).

CHRISTINE DE PISAN afirma ainda que "a resistência é a ação de se defender com armas, de se opor pela força a uma pessoa ou a um grupo que utiliza a força ou a coação física".* [21] [22] [23] [24] [25] [26]

No contexto deste estudo, o conceito de resistência é utilizado como sinónimo de fracasso, para mostrar até que ponto a população de Kinshasa não aderiu ao programa de vacinação contra a Covid-19.

1.1.4. Sistema de saúde

Zhou P., Yang X.L. e Wang X.G. consideram que o conceito de "sistema de saúde" reúne "todas as organizações, instituições e recursos envolvidos nos cuidados de saúde e que prestam cuidados formais (médicos, clínicas, hospitais e farmácias), cuidados informais (curandeiros tradicionais, trabalhadores comunitários) e outros serviços, como a investigação".

Mas, para além disso, um sistema de saúde inclui muitos outros elementos - tudo o que contribui para promover ou proteger a saúde "24.

Um sistema de saúde descreve os recursos organizacionais e estratégicos postos em prática por um país, uma área geográfica ou uma entidade comunitária para assegurar a continuidade e a qualidade dos serviços de saúde.

O estudo de um sistema de saúde permite descrever, por jurisdição,

MAHIEU LE VILAIN, *Metheores d'Aristote,* ed. R. Edgren, p. 38, linhas 30 e 31

[24] (JACQUEZ, *Dict. d'électr. et de magnét.* ,); 1883, p. 172,SN

[25] °(ORESME, *Ethiques,* ed. A. D. Menut, VII, 12, f 144c, p. 387); 1798 *(Ac:*

[26] (CHRISTINE DE PISAN, *Livre de Charles V,* ed. S. Solente, t. 1, p. 130);

a natureza e o funcionamento dos cuidados médicos e sociais, o financiamento e a gestão das despesas ligadas à saúde, os meios de luta, de prevenção ou de promoção da saúde implementados no âmbito das políticas de saúde, a afetação e a formação dos recursos humanos e os meios de investigação científica postos em prática.

I.1.5. Vacinação

Segundo a Larousse, vacinação significa "administração de uma vacina com o efeito de conferir imunidade ativa, específica a uma doença, tornando o organismo resistente a essa doença "[25].

Segundo a Organização Mundial de Saúde (OMS), a vacinação é "uma forma simples, segura e eficaz de nos protegermos de doenças perigosas, antes de entrarmos em contacto com elas. Utiliza as defesas naturais do organismo para criar resistência a infecções específicas e reforçar o sistema imunitário" [26]. Por outras palavras, as vacinas estimulam o sistema imunitário a criar anticorpos, da mesma forma que se estivesse exposto à doença. Mas como as vacinas contêm apenas formas mortas ou atenuadas de germes, vírus ou bactérias, não causam doenças e não expõem o indivíduo ao risco de complicações. * * * [27 28 29]

Por assim dizer, a maioria das vacinas é administrada por injeção,

---

[24] Zhou P., Yang X.L., Wang X.G., Hu B., Zhang L., Zhang W. Um surto de pneumonia associado a um novo coronavírus de provável origem em morcegos. *Nature.* 2020;579(7798):270-273
25
[26] OMS

mas algumas são tomadas por via oral ou por pulverização nasal. No entanto, vale a pena perguntar em que consiste efetivamente uma vacina.

Uma vacina consiste em "injetar um agente infecioso (vírus ou bactéria) no organismo sob uma forma inofensiva que estimula a resposta imunitária do organismo. Como o sistema imunitário tem uma forma de memória, a exposição subsequente ao agente infecioso desencadeará uma resposta rápida e, por conseguinte, mais eficaz. [30]O agente é reconhecido por uma ou mais moléculas específicas e constitui o antigénio". O sistema imunitário responde produzindo anticorpos especificamente dirigidos contra ele e fabricados por células de memória (linfócitos B e T). Uma vacina é, portanto, específica para uma doença.

[30] https://www.futura-sciences.com, acedido em 27 de agosto de 2021 às 15:25.

Secção II. Enquadramento teórico

A segunda secção apresenta o quadro teórico do estudo. Toda a investigação científica assenta num quadro teórico. É o fundamento que justifica a razão de ser da investigação. Este trabalho inscreve-se nesta lógica.

1.2.1. Relevância do quadro teórico

É evidente que, para consolidar a base teórica de um estudo científico, o investigador deve poder validar a sua escolha de conceitos e consolidar as suas problemáticas e hipóteses, inserindo-as numa corrente de pensamento comprovada. Seguindo esta abordagem científica, este trabalho não pode escapar a esta exigência.

1.2.2. Teoria da comunicação para a mudança de comportamento social

No âmbito deste estudo sobre a resistência à vacinação contra a covid-19 e a falta de integração entre a gestão estratégica e operacional, recorremos à Comunicação para a Mudança Social e Comportamental. Esta teoria da mudança tem como objetivo trazer maior clareza e qualidade ao processo de conceção e implementação de programas, através da aplicação de um método simples e flexível.

A comunicação para a mudança social e comportamental é uma abordagem que promove e facilita a mudança de conhecimentos, atitudes, normas, crenças e comportamentos (CAC/BCC). Os acrónimos BCC e SBCC são muitas vezes utilizados indistintamente. Ambos se referem a uma série de actividades e estratégias que promovem comportamentos saudáveis. A palavra "social" foi acrescentada ao conceito de BCC para indicar que, para melhorar os resultados em matéria de saúde, é necessário apoiar uma mudança social mais alargada.

Uma abordagem estratégica da comunicação para a mudança social e comportamental segue um processo sistemático de análise de um problema para identificar os principais obstáculos e motivadores da mudança e, em seguida, conceber e implementar um conjunto abrangente de intervenções para apoiar e incentivar comportamentos positivos. Uma estratégia de comunicação orienta as campanhas e intervenções de CCC, assegurando a definição dos objectivos de comunicação, a identificação dos públicos-alvo e a determinação de mensagens coerentes para todos os materiais e actividades. Os programas eficazes de CCC utilizam diferentes canais de comunicação para atingir os seus objectivos.

Existem vários modelos e enquadramentos disponíveis para orientar o planeamento dos programas de SCCC. A maioria partilha os mesmos princípios básicos. O processo é um modelo amplamente utilizado para o planeamento de uma intervenção ou campanha: fornece um guia passo a passo desde a exploração de um conceito de mudança de comportamento brevemente definido até ao desenvolvimento de um programa estratégico e participativo que se baseia na teoria e tem um impacto mensurável. Para o conseguir, é necessário integrar cinco passos no processo de análise. Estas incluem análise, conceção estratégica, desenvolvimento e pré-teste, implementação e monitorização, e avaliação e evolução.

Três conceitos transversais são integrados no processo de mudança de comportamento. A sua integração garante uma maior eficácia das abordagens da Comunicação para a Mudança de Comportamento Social, neste caso a teoria da comunicação para a mudança de comportamento social, a participação das partes interessadas e o reforço contínuo das capacidades.

Os exemplos que se seguem mostram claramente que é possível conseguir uma boa comunicação para a mudança de comportamentos quando existe um acompanhamento e quando os jovens estão envolvidos.

Provavelmente, já viu exemplos de actividades do SCCC na sua cidade, por exemplo :

Uma campanha nos meios de comunicação social que promova a utilização de preservativos para prevenir o VIH e outras IST através de anúncios em serviços públicos e/ou telenovelas transmitidas na rádio ou na televisão.

Um grupo de teatro apresenta uma peça de teatro sobre a violência de género a uma comunidade e organiza um debate a seguir.

Um programa de rádio que responde às perguntas dos ouvintes sobre planeamento familiar.

Um programa escolar que incentiva os alunos a esperar antes de terem relações sexuais pela primeira vez.

Um serviço de mensagens curtas (SMS) ou uma linha de apoio que fornece informações sobre planeamento familiar ou VIH. Alcançar os jovens com programas de SCCC nas zonas urbanas tem vantagens e desvantagens específicas.

Deve ser elaborada uma teoria global da mudança para o UNDAF, a fim de ajudar a explicar as áreas prioritárias do sistema das Nações Unidas e promover a igualdade entre homens e mulheres, caso não lhe seja dedicado um resultado separado. Além disso, podem ser desenvolvidas teorias da mudança para cada área de resultados como base para identificar e explicar os resultados do UNDAF nos planos de trabalho conjuntos dos grupos de resultados. Esta metodologia recomenda três princípios fundamentais e quatro passos sequenciais para o desenvolvimento de uma teoria da mudança.

A) A teoria da mudança deve ser desenvolvida de forma consultiva para ter em conta a compreensão de todas as partes interessadas;

B) Deve basear-se em provas sólidas e ser testado e revisto com base nessas provas em todas as fases; e

C) Deve basear-se na aprendizagem e melhoria contínuas, desde a conceção até ao encerramento dos programas.

A comunicação para a mudança de comportamento tem muitas vantagens e algumas desvantagens, que resumimos aqui.

1.2.3. Vantagens, desvantagens da teoria e ligações com o objeto de estudo

As vantagens dos adolescentes das zonas urbanas incluem, por exemplo, um maior acesso a diferentes meios de comunicação e possibilidades tecnológicas, e os serviços de saúde disponíveis são mais numerosos e variados. A elevada densidade populacional também significa que muitos adolescentes podem ser afectados ao mesmo tempo.

Agora que já falámos das vantagens, não faltam as desvantagens. Os adolescentes urbanos tendem a ser mais móveis, o que significa que é difícil chegar várias vezes ao mesmo adolescente com a sua mensagem. Os bairros de lata dificultam a transmissão da mensagem e a falta de estruturas familiares tradicionais para muitos adolescentes urbanos significa que podem não ter o apoio dentro de casa para reforçar as mensagens sobre comportamentos saudáveis.

CAPÍTULO II: ABORDAGEM METODOLÓGICA DO TRABALHO

O segundo capítulo centra-se no percurso metodológico que conduziu aos resultados esperados. Qualquer abordagem epistemológica requer métodos e técnicas. A investigação científica exige sempre a escolha de uma abordagem metodológica para orientar a análise e a interpretação dos dados. É por isso que o trabalho científico exige uma abordagem racional para chegar ao conhecimento científico ou à verdade.

2.1. Método

Etimologicamente, a palavra "método" vem do grego e significa caminho ou rota a seguir para atingir o objetivo. [31]PINTO e GRAWITZ consideram que o método é o conjunto de operações intelectuais, normas e regras através das quais o investigador recolhe, classifica e explica os factos para construir o conhecimento científico. [32]Definem método como o conjunto de operações intelectuais pelas quais uma disciplina procura atingir as verdades que persegue, verifica-as e demonstra-as .

2.2. Enquadramento do estudo[33]

Este estudo teve lugar na cidade provincial de Kinshasa. Capital da

---

[31ème] P INTO, R. e GRAWITZ, M., *Méthode des sciences sociales,* Paris, 2 éd. Dalloz, 1976, p.2.

[20] Idem, p.13.

[33] Esta apresentação foi retirada do Institut National de Statistique, *Profil de la ville de Kinshasa,* novembro de 2015.

República Democrática do Congo, é também a sede das instituições políticas do país. [22]Localizada no oeste do país, a cidade cobre uma área de pelo menos 10.000 km (ou 9.965 km). Em 2015, o Instituto Nacional de Estatística estimou a população desta cidade-província em cerca de 11,6 milhões de habitantesl , ou seja, 13,6% da população nacional (85,026 milhões). [22]A densidade populacional é muito elevada (em média superior a 1.000 habitantes/km) em comparação com a média nacional (36 habitantes/km). Os solos da província são maioritariamente arenosos e pouco úteis para a agricultura. Por conseguinte, não existe um produto agrícola específico que caracterize esta província, que se abastece principalmente de produtos agrícolas do Kongo Central, Bandundu e Equateur.

2.3. Tipo de estudo

Trata-se de um estudo descritivo transversal com um enfoque analítico.

2.4. Período de estudo

O presente estudo abrange o período de março de 2020 a junho de 2021. Esta delimitação não é aleatória. A primeira delimitação marca o início da pandemia de Covid-19 na República Democrática do Congo em geral, e em Kinshasa em particular, com a deteção do primeiro caso. O segundo limite coincide com a mobilização da equipa de resposta, que está determinada a reduzir a pandemia e a sensibilizar o público para a importância da vacinação.

2.5. População do estudo

A população do estudo era constituída pelos habitantes da cidade provincial de Kinshasa, nas 19 Zonas Sanitárias.

2.5.1. Dimensão da amostra

A descrição do tamanho da amostra foi calculada da seguinte forma:

* Comparado com a vigilância ativa

Cálculo da dimensão da amostra :

$$n = z^2 \times \frac{PxQ}{d^2}$$

Z = 1,96 para um nível de confiança de 95%

Q =1-p

d= margem de erro tolerada ou grau de precisão pretendido

P da MAPI = estimativa da prevalência pretendida (ou seja, uma prevalência de 50%, o que dá uma dimensão máxima da amostra)

- P= 0,5 (prevalência = 50%)
- Q = 1 - P = 0,5

- $z = 1{,}96 = 2$

$$n = \frac{(1{,}96)^2 \times 0{,}5 \times 0{,}5}{(0{,}05)^2} = \frac{3{,}8416 \times 0{,}25}{0{,}0025} = 384{,}16 \cong 384$$

Mas se arredondarmos o valor de z para 2,

$$n = \frac{4 \times 0{,}25}{0{,}0025} = 400$$

Aumentámos esta amostra para 627 inquiridos, a fim de investigar os componentes dos factores de resistência.

2.5.2 Amostragem

A amostragem foi efectuada a vários níveis:

Primeiro nível: Seleção de 19 zonas sanitárias nos quatro (4) Distritos Sanitários da cidade de Kinshasa.

Segundo nível: Seleção de três (3) Áreas de Saúde por Zona de Saúde (3 x 19 = 57 Áreas de Saúde/bairros)

Terceiro nível: Três (3) ruas por Área de Saúde/bairro, ou seja, nove (9) por Área de Saúde.

No quarto nível, dez agregados familiares por rua, ou seja, trinta (30) agregados familiares por Área de Saúde/bairro, noventa (90) agregados familiares por Zona de Saúde e 627 agregados familiares para toda a cidade de Kinshasa.

2.6. Técnicas e instrumentos de recolha de dados

Foram utilizadas as seguintes técnicas para recolher os dados para este estudo:

- Observação dos debates durante a AIR,
- Medição de certas caraterísticas relacionadas com o planeamento de actividades
- Entrevista estruturada com base num questionário. O questionário foi concebido tendo em conta a identificação do inquirido e os elementos a procurar que poderiam ajudar a identificar as razões da resistência às vacinas contra a COVID-19.

2.7. Lista de variáveis

Foram recolhidas as seguintes variáveis:

a) Caraterísticas sócio-demográficas e económicas dos inquiridos

Foram recolhidas as caraterísticas sociodemográficas e económicas dos inquiridos, incluindo as seguintes variáveis de interesse: sexo, idade, estado civil, religião, nível de escolaridade, dimensão do agregado familiar e despesas diárias com a restauração no agregado familiar. O nível de rendimento do agregado familiar foi calculado dividindo a despesa diária do agregado familiar em dólares com a restauração pelo tamanho do agregado familiar. Considerou-se que um agregado familiar tinha um nível de rendimento elevado se declarasse que gastava habitualmente pelo menos

1,25 dólares por pessoa por dia, e considerou-se que os agregados familiares que gastavam menos do que este montante tinham um nível baixo.

b) Conhecimento dos inquiridos sobre a COVID 19:

O nível de conhecimento foi avaliado na secção 2 do questionário através de quatro perguntas, a saber: já ter ouvido falar da COVID 19; conhecimento dos meios de transmissão da COVID 19; conhecimento dos sintomas da COVID 19; conhecimento dos meios de prevenção da COVID 19; e conhecimento dos números de telefone gratuitos.

c) Perceção do risco e atitudes em relação às medidas de prevenção do governo

Foram utilizadas cinco perguntas para medir a perceção do risco de contrair a COVID 19: o risco de contrair a doença; o medo de contrair a doença; a perceção da curabilidade da doença e da eficácia das medidas de prevenção; e a aceitabilidade das medidas de prevenção pela comunidade. Relativamente às atitudes, foram colocadas duas questões para medir o nível de estigmatização contra a COVID 19. Foi calculada uma pontuação total.

d) As práticas de prevenção e os desafios encontrados na sua aplicação

As práticas preventivas contra a COVID 19 foram medidas através da auto-declaração dos inquiridos. Os itens foram retirados de um inquérito semelhante realizado no Irão (13) e das medidas de barreira recomendadas pela OMS e pelo Ministério da Saúde da RDC. Foram procurados os seguintes itens: restrição de movimentos (cinco perguntas); práticas de prevenção durante a tosse (uma pergunta); distanciamento social (uma pergunta); higiene das mãos (uma pergunta); utilização de uma máscara social (uma pergunta); evitar tocar no rosto com as mãos não lavadas (uma pergunta); evitar acenar com as mãos ou beijar (uma pergunta); discussão da prevenção da COVID 19 com a família ou amigos (uma pergunta).

e) Aceitabilidade da vacina

Perguntámos aos participantes se estariam dispostos a receber uma vacina para se protegerem contra o coronavírus, caso fosse disponibilizada uma vacina no país. Esta variável foi recolhida numa escala nominal (qualitativa binária), com o código 0 se o participante manifestasse vontade de ser vacinado e 1 em caso de recusa.

f) Motivo da não aceitação da vacina

Para os participantes que não tinham manifestado o desejo de receber a vacina, foram feitas perguntas adicionais para investigar os motivos dessa recusa.

2.8. Considerações teóricas e éticas

As considerações éticas permitiram obter o consentimento informado dos inquiridos, assegurar a confidencialidade das informações e garantir a segurança do estudo para os inquiridos.

O protocolo do estudo foi submetido à aprovação do comité de ética. Antes de aplicar o questionário, cada investigador solicitou o consentimento informado da pessoa a entrevistar, após uma breve explicação dos objectivos do estudo. Todos os sujeitos selecionados foram informados de que a participação no estudo era voluntária, que podiam interromper a entrevista a qualquer momento e que não eram obrigados a responder a todas as perguntas.

A confidencialidade do inquirido foi garantida, uma vez que não foram recolhidas informações pessoais que pudessem associar o inquirido aos seus dados.

CONCLUSÃO

A pandemia de Covid-19 provocou uma grande crise, paralisando actividades em vários domínios em todo o mundo. O objetivo deste estudo foi compreender a recusa da população de Kinshasa em ser vacinada contra a pandemia de Covid-19 e propor uma estratégia de gestão capaz de obter a aceitação da vacina com vista a erradicar esta pandemia viral. O objetivo geral declarado foi o de contribuir para a luta contra a COVID-19, com vista a pôr termo à pandemia.

Numa tentativa de compreender o comportamento geral das pessoas que se recusam a ser vacinadas, a principal questão de investigação girava em torno dos factores que explicam por que razão as pessoas na cidade provincial de Kinshasa recusam a vacina contra a Covid-19.

Com base nesta questão, as hipóteses avançadas foram, nomeadamente, que a ausência de gestão estratégica e operacional não favorece a implementação de actividades de prevenção, que a resistência da população à vacinação está diretamente relacionada com a ocorrência de MAPI, que a marginalização dos líderes comunitários a vários níveis acentuou a recusa das vacinas por parte da população e que as redes sociais afectaram grandemente o circuito oficial de sensibilização da população a favor das vacinas.

Para decifrar todas as questões colocadas, recorremos a uma análise descritiva transversal. Os resultados a que chegámos mostram que a população da cidade provincial de Kinshasa está relutante em ser vacinada contra a covid-19. Esta resistência deve-se à falta de informação sobre as vacinas contra a covid-19 e mais aos aspectos operacionais desta campanha. Estes são demonstrados pela baixa taxa de vacinação contra a covid-19, ou seja, 8,00% desde o lançamento da campanha.

BIBLIOGRAFIA

I. Publicações

1. EDUARD B, BATSON A., *Using immunization coverage rates for monitoring health sector performance: Measurement and interpretation issues. Human development network,* The World Bank; Washington DC. 2000; pp. 16-17).
2. OMS, UNICEF, *Global immunization: strategic vision 2006-2015.* Genebra, 2006.
3. èmePROULX D., *Management des organisations publiques " théories et applications* ", 2 Edition, Québec/Canada 2008
4. NSAMAN OLUTU O e ATSHWEL MUNTUNGI G, *Comprendre le management,* Kinshasa, CAPM, 2009.
5. èmePLANE J M., *Management des organisations " théories, concepts et performances,* 5 Edition, Malakoff, Dunod, 2016.
6. MCGRATH J e BATES B., *Le petit livre des grandes théories du management,* Eyrolles, Paris, 2016.
7. RODET Ph., *Le management bienveillant,* Livraria Eyrolles, Paris, 2017.
8. ABRAHAM, YM. (2005), Du souci scolaire au sérieux managérial, ou comment devenir un HEC, enquête auprès des étudiants de HEC Paris, Cahier de recherche n°05-02, HEC Montréal, Montréal.
9. ALVAREZ, C. MAZZA, C. MUR, J. (1999), The management

publishing industry in Europe, documento de trabalho 99/4, Divisão de Investigação, IESE, Universidade de Navarra, Barcelona

10. AMADO, G. ELSNER, R., *Prise de poste : les dilemmes du manager,* Paris: Village mondial, 2008.

11. ARMSTRONG, S. FUKAMI, C. (2009), The SAGE Handbook of Management Learning, Education and Development. Londres: SAGE Publications.

Índice

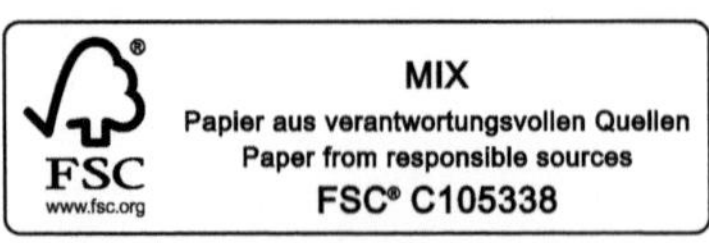

Printed by Books on Demand GmbH, Norderstedt / Germany